PARAMAHANSA YOGANANDA
WISSENSCHAFTLICHE HEILMEDITATIONEN

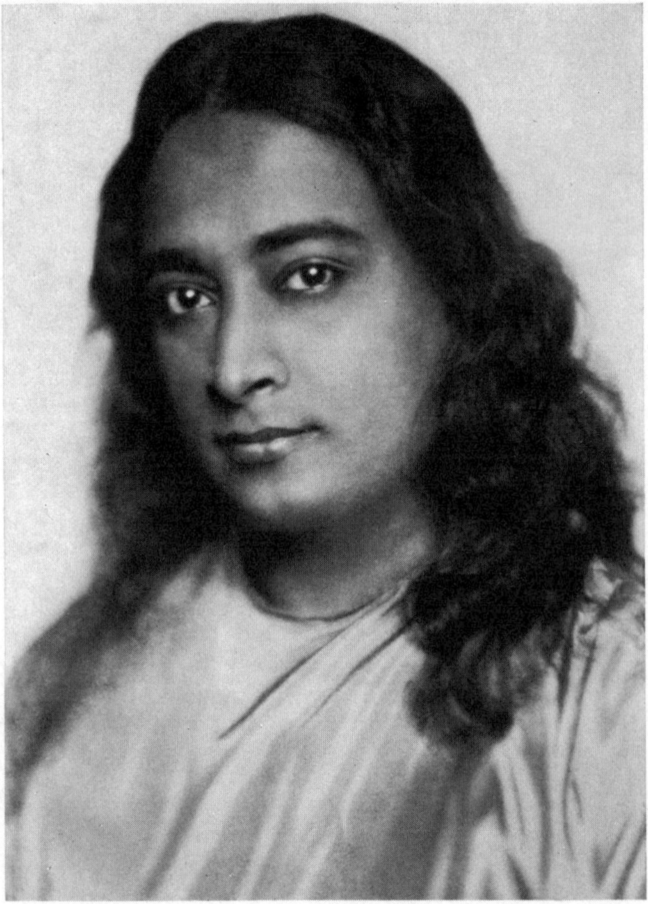

PARAMAHANSA YOGANANDA

PARAMAHANSA YOGANANDA

WISSENSCHAFTLICHE HEILMEDITATIONEN

Wie man durch geistige Konzentration und wissenschaftliche Heilmeditationen Vernunft, Willen und Gefühl stärken und seine Gebete vertiefen kann, um sich von körperlichen, geistigen und seelischen Leiden zu heilen

OTTO WILHELM BARTH VERLAG

Der Titel der im Verlag Self-Realization Fellowship, Los Angeles, CA 90065, USA, erschienenen Originalausgabe lautet: *Scientific Healing Affirmations.* Die Übersetzung aus dem Englischen besorgte die Self-Realization Fellowship, Los Angeles.

Autorisiert durch
International Publications Council
Self-Realization Fellowship, USA

9. Auflage 1990

Meinem Gurudewa
Jnanavatar Swami Sri Yukteswar
in Liebe und Ehrfurcht gewidmet

ANMERKUNG DES HERAUSGEBERS

Die verschiedentlich erwähnten Techniken der Gemeinschaft der Selbst-Verwirklichung sind in besonderen Lehrbriefen, die interessierten Wahrheitssuchern auf Wunsch wöchentlich zugesandt werden, genau beschrieben.

Paramahansa Yogananda gründete im Jahre 1917 die *Yogoda-Satsanga*-Gemeinschaft in Indien und im Jahre 1920 die *Self-Realization Fellowship* (Gemeinschaft der Selbst-Verwirklichung) in Amerika. Seit 1955 ist *Daya Mata*, eine langjährige Jüngerin des großen Meisters, Präsidentin beider Organisationen.

SELF-REALIZATION FELLOWSHIP

2. Juli 1962
Los Angeles, Kalifornien, U.S.A.

PARAMAHANSA YOGANANDA – EIN YOGI IM LEBEN UND IM TOD

Am 7. März 1952 ging Paramahansa Yogananda in Los Angeles (Kalifornien) in den *Mahasamadhi* ein (den endgültigen und bewußten Austritt eines Yogi aus seinem Körper). Unmittelbar zuvor hatte er auf einem Bankett zu Ehren des indischen Botschafters, Seiner Exzellenz Binoy R. Sen, eine Ansprache gehalten.

Der große Weltenlehrer bewies nicht nur während seines Lebens, sondern auch noch im Tode die Wirksamkeit des Yoga (der wissenschaftlichen Techniken der Gottverwirklichung). Noch Wochen nach seinem Hinscheiden leuchtete sein unverändertes Antlitz in einem göttlichen Glanz – unberührt von jeder Verwesung.

Harry T. Rowe, der Direktor des Friedhofs von *Forest Lawn Memorial Park* in Los Angeles (wo der Körper des großen Meisters vorübergehend beigesetzt ist), sandte der Gemeinschaft der Selbst-Verwirklichung eine beglaubigte Urkunde, der wir hier folgende Auszüge entnehmen:

»Das Ausbleiben jeglicher Verfallserscheinungen am Leichnam Paramahansa Yoganandas stellt den außergewöhnlichsten Fall in allen unseren Erfahrungen dar . . . Selbst zwanzig Tage nach seinem Tode war kein Zeichen einer körperlichen Auflösung festzustellen . . . Die Haut zeigte keinerlei Verwesungserscheinungen und das körperliche Gewebe keine Spuren von Austrocknung. Ein solcher Zustand von Unverweslichkeit ist, soweit uns aus Friedhofsannalen bekannt ist, einzigartig . . . Als Yoganandas

Körper eingeliefert wurde, erwarteten die Friedhofsbeamten, daß sich allmählich, wie bei jedem Leichnam, die üblichen Verfallserscheinungen einstellen würden. Mit wachsendem Erstaunen sahen wir jedoch einen Tag nach dem anderen verstreichen, ohne daß der in einem gläsernen Sarg liegende Körper irgendeine sichtbare Veränderung aufwies. Yoganandas Körper befand sich anscheinend in einem phänomenalen, unverweslichen Zustand ... Kein Verwesungsgeruch konnte während der ganzen Zeit an seinem Körper wahrgenommen werden . . . Die körperliche Erscheinung Yoganandas war am 27. März, kurz bevor der Bronzedeckel auf den Sarg gelegt wurde, die gleiche wie am 7. März. Er sah am 27. März genauso frisch und vom Tode unberührt aus wie am Abend seines Todes. Es lag also am 27. März keine Veranlassung vor zu behaupten, daß sein Körper auch nur das geringste Zeichen der Zersetzung aufwies. Aus diesem Grunde möchten wir nochmals betonen, daß der Fall Paramahansa Yoganandas unseren Erfahrungen nach einzigartig ist.«

I. TEIL

DIE THEORIE DER HEILUNG

1. DIE WIRKUNGSKRAFT DER HEILMEDITATIONEN

Die Worte, die der Mensch spricht, zeugen von dem in ihm lebenden GEIST. Gesprochene Worte sind Laute, die durch Gedankenschwingungen entstehen; und Gedanken sind Schwingungen, die vom Ich oder der Seele ausgesandt werden. Jedes Wort, das man spricht, sollte von seelischen Schwingungen getragen werden, denn Worte, die der seelischen Kraft entbehren, sind wirkungslos. So kann man z. B. sagen, daß die Worte geschwätziger, unaufrichtiger und zu Übertreibungen neigender Menschen Papierkugeln gleichen, die aus einer Spielzeugpistole geschossen werden. Alles Reden und Beten, das an der Oberfläche bleibt, kann keinen günstigen Einfluß auf unser Geschick haben. Unsere Worte sollen nicht nur die Wahrheit enthalten, sondern auch unser tiefes Verstehen und Erleben dieser Wahrheit. Eine Rede ohne seelische Kraft gleicht einer Ähre ohne Korn.

Die geistige Kraft im menschlichen Wort

Worte, die aufrichtig und mit tiefer Überzeugung gesprochen werden und hinter denen die Kraft des

Glaubens und der Intuition steht, besitzen eine solch starke geistige Schwingungskraft, daß sie hochexplosiven Sprengkörpern gleichen, die die hartnäckigsten Hindernisse aus dem Wege räumen und so die gewünschte Änderung herbeiführen können. Vermeidet stets unangenehme Worte, selbst wenn sie wahr sein sollten. Aufrichtige Worte und Gedanken, die mit Gefühls- und Willenskraft und dem richtigen Verständnis wiederholt werden, können nicht umhin, die allgegenwärtige kosmische Schwingungskraft in Bewegung zu setzen, die euch alsdann helfen wird. Ihr müßt euch mit unerschütterlichem Vertrauen an diese Kraft wenden und euch von allen Zweifeln freimachen, denn sonst verfehlt der Pfeil eurer Aufmerksamkeit sein Ziel.

Nachdem ihr die Saat eurer Gebete in den Boden des kosmischen Bewußtseins gestreut habt, grabt sie nicht ständig wieder aus, um zu sehen, ob sie Wurzel geschlagen hat. Gebt den himmlischen Mächten Zeit und Gelegenheit, ungestört am Werk zu bleiben.

Die göttlichen Kräfte des Menschen

Es gibt nichts Gewaltigeres als das kosmische Bewußtsein (oder Gott). Seine Kraft ist unendlich viel größer als die des menschlichen Geistes. Wenn ihr also Hilfe braucht, wendet euch allein an Ihn! Das heißt aber nicht, daß ihr euch passiv verhalten, leichtgläubig sein oder die Kraft eures eigenen Geistes unterschätzen sollt. Gott hilft denen, die sich selbst helfen. Er hat euch Willens- und Konzentrationskraft, Glauben, Vernunft und gesunden Menschenverstand verliehen, damit ihr euch bei allen körperlichen und geistigen Leiden selbst helfen könnt; alle diese Fähigkeiten müßt ihr einsetzen, während ihr Ihn gleichzeitig um Hilfe anruft.

Wenn ihr betet oder Heilmeditationen anwendet, sagt euch immer, daß ihr *eure eigene*, aber von *Gott gegebene* Kraft braucht, um euch selbst oder andere zu heilen. Bittet Ihn um Seine Hilfe, aber vergeßt dabei nie, daß ihr Sein Kind seid, das Er liebt und dem Er die Gaben des Willens, des Gefühls und der Vernunft verliehen hat, damit es alle Lebensprobleme selber lösen kann. Ihr müßt den richtigen Ausgleich finden zwischen der mittelalterlichen Vorstellung, ganz von Gott abhängig zu sein, und der neuzeitlichen Einstellung, sich nur auf sich selbst zu verlassen.

Gebrauch des Willens, des Gefühls und der Vernunft

Wenn man die verschiedenen Heilmeditationen anwendet, muß man auch seine geistige Einstellung ändern. So müssen z. B. Worte des Willens von großer

Entschlußkraft, Worte des Gefühls von echter Hingabe und Worte der Vernunft von tiefer Erkenntnis durchdrungen sein. Versucht man, andere zu heilen, muß man sich eine Heilmeditation aussuchen, die der natürlichen Veranlagung des Patienten entspricht, d. h., die entweder an seine Vorstellungskraft, sein Gefühl oder seine Vernunft appelliert. Bei allen Heilmeditationen kommt es in erster Linie auf die Tiefe der Konzentration an – aber auch auf Beharrlichkeit und ständige Wiederholung. Wiederholt die Heilmeditationen immer wieder andächtig, entschlossen und überzeugt und kümmert euch nicht um die Ergebnisse, die sich ganz von selbst als Frucht eurer Bemühungen einstellen werden.

Handelt es sich um eine körperliche Heilung, darf man die Aufmerksamkeit nie auf die Krankheit richten – weil dies den Glauben schwächt –, sondern muß sich die unendliche Kraft des Geistes vergegenwärtigen. Handelt es sich darum, seelische Schwächen wie Furcht, Zorn, schlechte Gewohnheiten usw. zu überwinden, muß man seine ganze Aufmerksamkeit auf die entgegengesetzte Eigenschaft richten. Um z. B. seiner Furcht Herr zu werden, muß man sich Tapferkeit vergegenwärtigen; bei Neigung zum Zorn muß man sich inneren Frieden vorstellen; die Schwachen müssen an Kraft denken und die Kranken an Gesundheit.

Wer geheilt werden will, konzentriert sich oft mehr auf eine mögliche schlimme Auswirkung der Krankheit als auf eine mögliche Heilung. Dadurch wird die Krankheit nicht nur zu einem körperlichen, sondern auch zu einem geistigen Gewohnheitszustand. Dies trifft ganz besonders auf die meisten Fälle von Nervosität zu. Jeder deprimierende oder glückliche Gedanke, jede Aufregung oder stille Stunde gräbt feine Rillen in die Gehirnzellen und verstärkt damit die Veranlagung zur Krankheit oder Gesundheit.

Unsere unterbewußten Gedanken üben einen starken Einfluß auf uns aus, je nachdem, ob sie ständig um Krankheit oder Gesundheit kreisen. Die Wurzeln hartnäckiger körperlicher oder geistiger Krankheiten liegen immer tief im Unterbewußtsein. Oft können Krankheiten geheilt werden, wenn man diese verborgenen Wurzeln ausreißt. Deshalb sollen alle Heilmeditationen, die man im Wachbewußtsein wiederholt, so *kraftvoll sein,* daß sie ins Unterbewußtsein dringen, das wiederum automatisch das Wachbewußtsein beeinflußt. Auf diese Weise üben bewußt angewandte Heilmeditationen durch die Vermittlung des Unterbewußtseins bestimmte Wirkungen auf Körper und Geist aus. Noch tiefere Heilmeditationen erreichen nicht nur das Unterbewußtsein, sondern auch das Überbewußtsein – das geheimnisvolle

Reservoir aller übernatürlichen Kräfte.

Aussagen, die die Wahrheit enthalten, müssen mit großer Hingabe, Willens- und Gefühlskraft gesprochen werden, d. h., man muß innerlich daran beteiligt sein. Die Aufmerksamkeit darf nicht ermatten. Sobald sie abschweift, muß man sie wie ein störrisches Kind immer wieder zurückrufen und mit unermüdlicher Geduld schulen, bis sie ihre Aufgabe erfüllt.

Innere Aufmerksamkeit und Glaube sind die Voraussetzungen

Wenn die Heilmeditationen, die man anwendet, das Überbewußtsein erreichen sollen, darf man keine Zweifel und kein Gefühl der Unsicherheit haben. Die Aufmerksamkeit und der Glaube führen auch solche Heilmeditationen, die man nicht ganz versteht, in den Bereich des Unter- und Überbewußtseins.

Geduld und aufmerksames, verständnisvolles Wiederholen können Wunder wirken. Heilmeditationen zur Beseitigung chronischer Leiden müssen oft mit großer Aufmerksamkeit und Beharrlichkeit wiederholt werden (ohne daß man auf den unveränderten oder sich sogar verschlechternden Zustand achtet), bis man zutiefst, d. h. intuitiv davon überzeugt ist. Sollte einem der Tod bestimmt sein, so ist es besser, mit der Überzeugung zu sterben, vollkommen gesund zu sein, als im Bewußtsein, unter einer unheilbaren körperlichen oder geistigen Krankheit zu leiden.

Obgleich nach menschlichem Ermessen jeder Körper den Tod erleiden muß, hat die Seele dennoch die Macht, die ihr »bestimmte« Stunde abzuändern.

2. DIE LEBENSKRAFT BEWIRKT DIE HEILUNG

Jesus sprach: »Der Mensch lebt nicht vom Brot allein, sondern von einem jeglichen Wort, das durch den Mund Gottes geht.« *

Mit »Wort« ist Lebenskraft oder kosmische Schwingungskraft gemeint. Und der »Mund Gottes« ist das verlängerte Mark, das im Kleinhirn des Hinterkopfes liegt und in das Rückenmark übergeht. Es ist der wichtigste Teil des menschlichen Körpers – das göttliche Tor (»Mund Gottes«), durch welches das »Wort«, d. h. die den Menschen erhaltende Lebenskraft, in den Körper eintritt. In den heiligen Schriften des Hinduismus wird das »Wort« OM und in denen des Christentums AMEN genannt.

Es ist einzig und allein diese Kraft, die die Heilung bewirkt; alle äußeren Anregungsmittel unterstützen die Lebenskraft nur, sind ohne sie aber wertlos.

---

* *Matthäus 4,4*

Medikamente, Massagen, Einrenken der Wirbel oder Bestrahlungen können dank ihrer chemischen Einwirkung auf das Blut oder ihrer belebenden Wirkung auf den Körper dazu beitragen, den Normalzustand der Zellen wiederherzustellen. Es sind äußere Methoden, die der Lebenskraft oft dabei helfen, eine Heilung zustandezubringen; sie sind jedoch machtlos, wenn es sich um einen toten Körper handelt, aus dem die Lebenskraft gewichen ist.

Je nachdem, ob es sich um einen phantasiebegabten, intellektuellen, ehrgeizigen, gefühlvollen, willensstarken oder zielstrebigen Menschen handelt, kann man die Heilung durch Vorstellungskraft, Vernunft, Glaube, Gefühl oder Willensaufwand zustandebringen. Doch nur wenige wissen dies. Coué betonte die Wirkung der Autosuggestion; aber ein intellektueller Menschentyp spricht nicht auf Suggestionen an und läßt sich nur dadurch überzeugen, daß man ihm die Macht des Bewußtseins über den Körper grundsätzlich klarmacht. Er muß die Ursachen und Ziele der geistigen Kräfte verstehen. Wenn er z. B. einsieht, daß durch Anwendung von Hypnose Blasen hervorgerufen werden können (wie William James in seinen »Prinzipien der Psychologie« erklärt), so kann er auch verstehen, daß der Geist machtvoll genug ist, körperliche Krankheiten zu heilen. Denn wenn der Geist Krankheiten hervorrufen kann, so muß er auch imstande sein, den Körper gesund zu machen. Es ist die Kraft des Geistes, die die verschiedenen Körperteile entwickelt hat, die das Wachstum der Zellen bewirkt und sie erneuern kann.

Auch bei starken Willensmenschen bleibt die Autosuggestion ohne Wirkung. Diese können eher dadurch geheilt werden, daß sie innerlich an Gedanken festhalten, die ihre Willenskraft (und nicht ihre Vorstellungskraft) anregen. Bei gefühlsbetonten Menschen allerdings kann die Autosuggestion erstaunliche Wirkungen zustandebringen.

Die Kraft des Gefühls und des Willens

Bemerkenswert ist folgender Fall, der sich wirklich zugetragen hat: Ein Mann, der seine Sprache verloren hatte, gewann sie plötzlich wieder, als er sich aus einem brennenden Haus flüchtete. Es handelte sich um einen stark gefühlsbetonten Menschen, dem der Anblick der Flammen einen unerwarteten Schock versetzte, so daß er ausrief: »Feuer! Feuer!«. Die starke Erregung hatte also über die unterbewußte Vorstellung, er könne nicht sprechen, gesiegt. Dieser Fall beweist, welch große Heilkraft in tiefer Konzentration liegt.

Während meiner ersten Seereise von Indien nach Ceylon erlitt ich plötzlich einen Anfall von Seekrankheit und mußte den wertvollen Inhalt meines Magens hergeben. Dieser Vorfall war mir besonders deshalb unangenehm, weil er mir gegen meinen Willen zustieß und gerade dann, als ich zum ersten Male das Gefühl genoß, mich in einem schwebenden Zimmer (meiner Kabine) und einer schwimmenden Siedlung zu befinden. Sogleich faßte ich den Entschluß, mich nie wieder von der Seekrankheit überrumpeln zu lassen. Indem ich fest mit dem Fuß auftrat, befahl ich mir mit der ganzen Kraft meines Willens, nie wieder seekrank zu werden. Später habe ich noch manch lange Seereise gemacht, nach Japan und zurück nach Indien, was einen ganzen Monat dauerte, dann von Kalkutta nach Boston, wo ich 50 Tage unterwegs war, und später noch einmal von Seattle nach Alaska und zurück – eine Fahrt von 26 Tagen. Doch nie wieder bin ich seekrank geworden.

Anregung der Lebenskraft

Wille, Vorstellung, Vernunft oder Gefühl allein können keine körperliche Heilung vollbringen. Sie sind nichts als verschiedene Faktoren, die – je nach der Veranlagung des einzelnen – die Lebenskraft anregen können, eine Krankheit zu heilen. Wenn man

z. B. mit der Kraft des Willens oder der Vorstellung ständig auf einen gelähmten Arm einwirkt, kann es geschehen, daß die Lebensenergie plötzlich in das kranke Nervengewebe schießt und den Arm heilt.

Man muß die Heilmeditationen oft und mit fester Überzeugung wiederholen, damit die Willens-, Verstandes- und Vorstellungskraft groß genug wird, die untätige Lebenskraft anzuregen und wieder in normale Bahnen zu leiten. Die Bedeutung *wiederholter, stets anwachsender* Bemühungen darf nie unterschätzt werden.

Erfolgreicher Ackerbau hängt von zwei Faktoren ab: von der Keimkraft der Saat und der Beschaffenheit des Bodens. Ebenso hängt auch eine erfolgreiche Heilung hauptsächlich von der Kraft des Heilers und der Empfänglichkeit des Patienten ab.

»Jesus fühlte alsbald an sich selbst, daß eine Kraft [d. h. Heilkraft] von ihm ausgegangen war« und »Dein Glaube hat dich gesund gemacht«.* Aus diesen Bibelstellen geht hervor, daß sowohl die Kraft des Heilenden, als auch der Glaube des Kranken nötige Voraussetzungen sind.

---

* *Markus 31, 30. 34*

Große Heiler besitzen genaue Kenntnisse

Große Heiler, d. h. Menschen, die im Zustand göttlicher Erleuchtung leben, heilen nicht durch Zufall, sondern aufgrund ihres exakten Wissens. Da sie selbst Herr über ihre Lebenskraft sind, können sie belebende Ströme auf den Patienten übertragen und dessen Lebenskraft normalisieren. Während des Heilvorgangs sehen sie das Wirken der psychophysischen Naturgesetze, nach denen sich die Heilung an dem kranken Gewebe vollzieht, bildhaft vor sich.

Aber auch Menschen, die noch nicht auf solch hoher geistiger Stufe stehen, können sich und andere heilen, wenn sie sich einen starken Zustrom der Lebenskraft vorstellen und diesen in den kranken Körperteil lenken.

Dann kann es geschehen, daß eine körperliche, geistige oder seelische Krankheit augenblicklich geheilt wird. Ein seit Jahrhunderten verdunkelter Raum kann sofort erhellt werden, wenn man das Licht einläßt – nicht aber, wenn man versucht, die Dunkelheit auszutreiben. Man kann nie im voraus wissen, wann man geheilt wird, und sollte sich daher keine Zeitgrenze setzen. Der Glaube und nicht die Zeit wird bestimmen, wann die Heilung eintritt. Das Endergebnis hängt von der richtigen Erweckung der Lebenskraft und von der bewußten und unterbewußten Verfassung des Betreffenden ab. Unglaube wirkt lähmend auf die Lebenskraft und hindert den Großen Arzt und »Baumeister« des menschlichen Körpers daran, Sein Werk zu vollenden.

Konzentration und eigene Anstrengungen sind also wichtige Voraussetzungen, wenn man das Maß an Glauben, Willen oder Vorstellung aufbringen will, das die Lebenskraft unwiderstehlich dazu zwingt, eine Heilung zu vollziehen. Wünscht man ein bestimmtes Ergebnis aber zu schnell herbei, schwächt man die Kraft seines Glaubens. Und wenn man seinen Willen und Glauben nicht braucht, bleibt die Lebenskraft untätig, d. h., sie schlummert.

Doch es gehört Zeit dazu, die geschwächte Willens-, Glaubens- oder Vorstellungskraft in einem Patienten zu erwecken, der unter einer schweren, chronischen Krankheit leidet; denn seine Gedanken an die Krankheit haben feine Furchen in sein Gehirn gegraben. So wie es lange dauern mag, bis das Krankheitsbewußtsein in einem Menschen überhand genommen hat, so braucht es viel Zeit, bis man das richtige Gesundheitsbewußtsein entwickelt hat.

Wenn ihr erklärt: »Ich bin gesund«, aber innerlich denkt, daß es ja doch nicht stimme, so ist die Wirkung genauso, wie wenn ihr ein stärkendes Medikament und zur selben Zeit ein Gegenmittel einnehmt, das die gewünschte Wirkung wieder zunichte macht. Ob es sich um Medikamente oder Gedanken handelt, ihr müßt immer darauf achten, daß ihr die richtigen Gedanken nicht wieder durch falsche Gedanken aufhebt. Wenn ein Gedanke eine bestimmte Wirkung haben soll, muß er von solch starker Willenskraft getragen sein, daß er allen entgegengesetzten Gedanken Widerstand leistet.

Die Wahrheit als Heilkraft

Gedanken müssen richtig verstanden und angewendet werden, ehe sie bestimmte Wirkungen haben können. Jede Idee, die im menschlichen Geist auftaucht, ist zunächst unfertig und unverdaut; sie muß dann durch tiefes Nachdenken verarbeitet werden. Alle Gedanken, hinter denen keine seelische Überzeugung steht, sind wertlos. Aus diesem Grunde haben viele Menschen keinen Erfolg mit Heilmeditationen; d. h., sie verstehen nicht die Wahrheit, auf der sie beruhen – die Wahrheit, daß der Mensch unauflöslich mit Gott verbunden ist – und streiten daher die Heilkraft der Gedanken ab.

3. HEILUNG DES KÖRPERS, DES GEISTES UND DER SEELE

Vom irdischen Gesichtspunkt aus betrachtet, ist der Mensch ein dreieiniges Wesen, das sich danach sehnt, von seinen verschiedenen Leiden befreit zu werden. Was er braucht, ist:

1. Heilung von körperlichen Krankheiten,

2. Heilung von geistigen oder psychischen Krankheiten wie Furcht, Zorn, schädlichen Gewohnheiten, Minderwertigkeitskomplexen, Mangel an Initiative und Selbstvertrauen usw. und

3. Heilung von seelischen Krankheiten wie Gleichgültigkeit, Mangel an Zielbewußtsein, geistige Überheblichkeit und dogmatische Gesinnung, Mißtrauen, Zufriedensein mit materiellen Dingen und Unkenntnis der Gesetze des Lebens und der göttlichen Bestimmung des Menschen.

Es ist außerordentlich wichtig, daß man allen drei Krankheitsarten die gleiche Beachtung schenkt, wenn man sie heilen oder – besser noch – verhüten will.

Die meisten Menschen konzentrieren sich nur darauf, von ihren körperlichen Beschwerden frei zu werden, weil diese so sichtbar und fühlbar sind. Sie wissen nicht, daß seelische Mißstimmungen wie Sorgen, Egoismus usw. und ihre geistige Blindheit gegenüber dem göttlichen Sinn des Lebens die eigentlichen Ursachen aller ihrer Leiden sind.

Sobald man die geistigen »Bakterien« der Unduldsamkeit, des Zorns und der Furcht vernichtet und seine Seele aus den Fesseln der Unwissenheit befreit hat, wird man nicht mehr so leicht unter körperlichen Krankheiten und materieller Not leiden.

Verhütung körperlicher Krankheiten

Um körperliche Krankheiten zu vermeiden, muß man Gottes physischen Gesetzen gehorchen.

Eßt nie zuviel! Die meisten Menschen sterben an den Folgen ihrer Eßgier und falschen Ernährung.

Befolgt die von Gott gegebenen Gesetze der Hygiene. Die geistige Hygiene (d. h. Reinerhaltung des Geistes) ist wichtiger als die körperliche, doch auch diese ist von Bedeutung und darf nicht vernachlässigt werden. Lebt aber nicht nach solch starren Regeln, daß euch die kleinste Abweichung von der gewohnten Lebensweise aus dem Gleichgewicht bringt.

Verhindert frühzeitiges Altern, indem ihr lernt, eure physische Kraft zu bewahren und den Körper – durch die Übungen der Gemeinschaft der Selbst-Verwirklichung – ständig mit dem unerschöpflichen göttlichen Lebensstrom zu versorgen.

Verhütet Arterienverkalkung durch gesunde Ernährung.

Überanstrengt euer Herz nicht; Furcht und Zorn z. B. belasten es. Verschafft eurem Herzen die nötige Ruhe, indem ihr die von der Gemeinschaft der Selbst-Verwirklichung gelehrten Methoden anwendet und euch um inneren Frieden bemüht.

Das Herz pumpt bei jeder Zusammenziehung der beiden Herzkammern schätzungsweise einen Deziliter Blut; das bedeutet, daß das Gewicht des in einer Minute gepumpten Blutes 16 Pfund beträgt. An einem Tag macht das etwa 12 Tonnen aus und in einem Jahr 4000 Tonnen. Diese Zahlen veranschaulichen die ungeheure Arbeitsleistung des menschlichen Herzens.

Viele glauben, daß das Herz während der Diastole (der rhythmisch eintretenden Erweiterung), die sich im ganzen auf neun Stunden am Tag beläuft, Ruhe erhält. Diese Periode ist jedoch keine wirkliche Ruhe, sondern nichts anderes als eine Vorbereitung für die Systole (Zusammenziehung des Herzmuskels). Die Schwingungen, die durch das Zusammenziehen der Herzkammern verursacht werden, lassen das ganze

Herzgewebe auch während der Ruhepause vibrieren, so daß es in Wirklichkeit nicht ausruht.

Diese Tag und Nacht andauernde Arbeit nimmt die Herzmuskeln natürlich stark in Anspruch; deshalb trägt es wesentlich zur Gesundheit bei, wenn man diesen Muskeln Ruhe verschafft. Bewußte Herrschaft über den Schlaf, d. h. willentliches Einschlafen und Aufwachen, gehört mit zur Yogaschulung und ermöglicht es einem, den Herzschlag zu regulieren. Herrschaft über den Tod erreicht man, wenn man die Herztätigkeit bewußt steuern kann. Die Ruhe und Kraftzufuhr, die der Körper im Schlaf erfährt, ist nur ein schwacher Abglanz der wunderbaren Ruhe und Energie, die man durch den »bewußten Schlaf« erhält, in dem sogar das Herz ruht.

Paulus schreibt im ersten Korintherbrief (15, 31): »Bei dem Ruhm, den ich bei euch habe in Christus Jesus, unserm Herrn: ich *sterbe täglich.«* Das bedeutet, daß der heilige Friede, den man im Christusbewußtsein erfährt, das Herz ruhen oder stillstehen läßt. Viele Bibelstellen weisen darauf hin, daß die alten Propheten Kenntnis von dieser großen Wahrheit hatten und ihr Herz durch wissenschaftliche Meditationsmethoden oder tiefe Konzentration auf Gott ausruhen lassen konnten.

Im Jahre 1837 wurde in Indien folgender Versuch durchgeführt: Auf Befehl des Maharadschas Randschit Singh vom Pandschab ließ sich ein berühmter

Fakir namens Sadhu Haridas lebendig begraben. Der Yogi blieb 40 Tage lang unter der Erde, und während der ganzen Zeit stand der umzäunte Platz unter strenger militärischer Bewachung. Nach Ablauf dieser Zeitspanne wurde er in Gegenwart vieler Würdenträger des *Durbar* (Hofes) und des Obersten Sir C. M. Wade aus London sowie verschiedener anderer Engländer der Umgebung ausgegraben. Sadhu Haridas begann wieder zu atmen und normal weiterzuleben. In einem früher von Radscha Dhyan Singh in Dschammu (Kaschmir) durchgeführten Versuch blieb Sadhu Haridas vier Monate lang unter der Erde. Er beherrschte die Kunst, seinen Herzschlag zu regulieren und das Herz willentlich ruhen zu lassen.

Verhütung geistiger Krankheiten

Bemüht euch um inneren Frieden und vertraut auf Gott. Vertreibt alle trüben Gedanken und füllt euren Geist mit Liebe und Freude. Überzeugt euch davon, daß die geistige Heilung der körperlichen Heilung überlegen ist. Und legt alle schädlichen Gewohnheiten ab, die euch nur unglücklich machen.

Um unser Bewußtsein zu vergeistigen, müssen wir es von den begrenzenden Vorstellungen, daß wir sterblich und dem Wechsel unterworfen seien, befreien. Der Körper besteht aus materialisierten Schwingungen, und dies muß erkannt werden. Das Bewußtsein von Krankheit, Verfall und Tod kann überwunden werden, wenn man die wissenschaftlichen Tatsachen kennt, die sowohl den Gesetzen der Materie als auch denen des GEISTES zugrundeliegen, wenn man die Täuschung durchschaut, daß der GEIST als Materie und das Unendliche als das Endliche erscheint. Glaubt fest daran, daß ihr Gottes Ebenbild seid, daß ihr unsterblich und vollkommen seid wie Er.

Wie wissenschaftlich erwiesen worden ist, sind selbst die Teilchen und Wellen, aus denen die Materie besteht, unzerstörbar; ebenso unzerstörbar ist die geistige Substanz des Menschen. Alle Materie ist dem Wechsel unterworfen, und auch die Seele hat wechselnde Erlebnisse. Ein tiefgreifender Wechsel wird Tod genannt; doch weder Tod noch Formveränderungen können die geistige Substanz umwandeln oder zerstören.

Es gibt verschiedene Konzentrations- und Meditationsmethoden, doch die von der Gemeinschaft der Selbst-Verwirklichung gelehrten sind die wirksamsten. Übertragt die Ruhe und den inneren Frieden, die ihr im Zustand tiefer Konzentration und Meditation erlebt, auf euer tägliches Leben. Seid immer ausgeglichen, auch angesichts widriger Umstände. Vermeidet heftige Gefühlsausbrüche und bleibt bei allen Schicksalsschlägen innerlich standhaft.

Bewertung verschiedener Heilmethoden

Es wird allgemein angenommen, daß Krankheiten durch äußere oder körperliche Ursachen hervorgerufen werden. Nur wenige Menschen wissen, daß sie durch Untätigkeit der dem Körper innewohnenden Lebenskraft entstehen. Wenn eine Zelle oder ein Gewebe, das Lebenskraft enthält, ernsthaft geschädigt wird, zieht sich die Lebenskraft aus dieser Stelle zurück, und folglich gibt es Schwierigkeiten. Medikamente, Massagen und elektrische Geräte können die Zellen nur so weit anregen, daß die Lebenskraft zurückkehrt und ihre Arbeit (Unterhalt und Ausbesserung der Zellen) wieder aufnimmt.

Wir sollten in keiner Weise fanatisch sein, sondern, je nach unserer Überzeugung, alle geeigneten Heilmethoden anwenden. Medikamente und Nahrung haben zweifellos eine chemische Wirkung auf das Blut und die Gewebe. Solange man noch von Nahrung abhängig ist, kann man nicht abstreiten, daß auch Medikamente und andere materielle Hilfsmittel auf den Körper einwirken. Sie sind so lange nützlich, als das irdische Bewußtsein im Menschen vorherrscht. Allerdings ist ihre Wirkung begrenzt, weil sie nur äußerlich angewandt werden. Am besten sind solche Methoden, die der Lebenskraft helfen, ihre innere Heiltätigkeit wieder aufzunehmen.

Medikamente sind also nützlich, weil sie chemisch auf Blut und Gewebe einwirken; und auch elektrische Geräte können eine wohltuende Wirkung haben. Doch weder Medikamente noch Elektrizität sind imstande, die Krankheit zu *heilen;* sie können nur die Lebenskraft anregen oder sie in den kranken Körperteil zurücklocken. Das Einführen fremder Stoffe, ob es sich um Medikamente oder Elektrizität oder andere äußere Mittel handelt, ist nicht wünschenswert, wenn man unmittelbar von der Lebenskraft Gebrauch machen kann.

Gottes Gesetze, angewandt auf die Materie

Salben mögen bei Hautjucken, Entzündungen, Schnittwunden usw. helfen. Wenn ihr euch den Arm oder das Bein brecht, braucht ihr die Lebenskraft nicht damit zu belasten, die verletzten Knochen wieder zusammenzufügen; denn ein geschickter Chirurg (der ja ein Kind Gottes ist und daher auch als Sein Werkzeug dient und die auf die Materie anwendbaren göttlichen Gesetze kennt) kann sie wieder in die richtige Lage bringen. Wenn ihr die geistige Kraft besitzt, einen gebrochenen Knochen sofort wieder zu heilen, um so besser; es ist aber nicht ratsam zu warten, bis ihr über solche Kräfte verfügt.

Durch Fasten, Massagen, osteopathische Behandlung und manuelle Einrenkung verschobener Wirbelkörper, Yogastellungen usw. können Stauungen in den Nerven und Wirbeln behoben werden, so daß die Lebenskraft wieder frei fließen kann.

Wie man Herrschaft über die Lebenskraft gewinnt

Andererseits ist die geistige Heilung allen physischen Heilmethoden überlegen, weil sie mit dem Willen, der Vorstellung, dem Glauben und der Vernunft arbeitet, d. h. mit Bewußtseinszuständen, die unmittelbar von innen her wirken. Sie bilden die höheren Antriebe, die die Lebenskraft anregen und steuern können, so daß sie bestimmte Aufgaben erfüllt.

Autosuggestion und Wiederholung heilkräftiger Gedanken regen die Lebenskraft zwar an; doch wenn man, was oft geschieht, bloß mental zu Werke geht, ohne die Lebenskraft bewußt mit einzubeziehen, kann man keine Verbindung zum Körper herstellen und folglich nicht immer die gewünschte Wirkung erzielen. Die Heilung ist erst dann gewiß, wenn man sowohl psychophysische Methoden anwendet als auch von seiner Willenskraft, seinem Glauben und seiner Vernunft Gebrauch macht, um die Lebenskraft zu steuern und den überbewußten Zustand zu erreichen. In diesem glückseligen Zustand schaut man die *Wirklichkeit* und versteht die unauflösliche Einheit von Materie und GEIST, in der keine Disharmonie bestehen kann.

In den Lehren der Gemeinschaft der Selbst-Verwirklichung werden Anleitungen für den richtigen Gebrauch des Willens gegeben, so daß man die stets tätige, vibrierende Lebenskraft in jeden Körperteil lenken kann. Wer diese Methoden anwendet, wird den inneren Strom der kosmischen Schwingungskraft deutlich fühlen können.

4. DAS WESEN DER SCHÖPFUNG

Die Materie ist nicht das, was wir uns gewöhnlich darunter vorstellen; doch sie existiert – als kosmische Täuschung. Um diese Täuschung zu überwinden, benötigen wir bestimmte Methoden. Man kann einen Rauschgiftsüchtigen nicht von heute auf morgen heilen. Der Mensch, der dem Gesetz der Täuschung unterliegt, befindet sich im Rausch des materiellen Bewußtseins und kann nur dann aus ihm erwachen, wenn er das gegenteilige Gesetz – das Gesetz der Wahrheit – befolgt.

Der GEIST ist im Laufe eines Materialisationsvorgangs zur Materie geworden; die Materie ist also aus dem GEIST hervorgegangen und kann von ihrem Ursprung nicht verschieden sein. Sie ist eine besondere Ausdrucksform des GEISTES, in dem das Unendliche als endlich und das Unbegrenzte als begrenzt erscheint. Da die Materie also nichts weiter ist als eine trügerische Offenbarung des GEISTES, hat sie keine wirkliche Existenz.

Bewußtsein und Materie

Zu Beginn der Schöpfung manifestierte sich der bis dahin unoffenbarte GEIST in zwei Ausdrucksformen: Bewußtsein und Materie, die beide aus Schwingungen bestehen. Das Bewußtsein ist eine feinere und die Materie eine gröbere Schwingung des einen transzendenten GEISTES.

Bewußtsein ist die Schwingung Seiner subjektiven (persönlichen) und Materie die Schwingung Seiner objektiven (gegenständlichen) Ausdrucksform. Als kosmisches Bewußtsein ist der GEIST potentiell in der aus Schwingungen bestehenden gegenständlichen Materie vorhanden; und als persönliches Bewußtsein manifestiert Er sich in allen Formen der Schöpfung und erreicht Seine höchste Ausdrucksform im menschlichen Geist, der sich in zahllosen Gedanken, Gefühlen, Willensregungen und Vorstellungen ausprägt.

Der Unterschied zwischen Materie und GEIST besteht in der Schwingungszahl; es handelt sich also um einen Unterschied des Grades und nicht der Art. Dieser Sachverhalt wird leichter verständlich, wenn wir folgendes Beispiel heranziehen: Obgleich alle Schwingungen ihrer Beschaffenheit nach gleich sind, kann das menschliche Ohr nur die gröberen Töne von 16 bis 20 000 Schwingungen pro Sekunde aufnehmen, während weniger als 16 oder mehr als 20 000 Schwingungen pro Sekunde im allgemeinen nicht wahrgenommen werden können. Zwischen den hörbaren und unhörbaren Schwingungen besteht kein wesentlicher, sondern nur ein relativer Unterschied.

Durch die Kraft der *Maya* (der kosmischen Täuschung) läßt der Schöpfer die Materie in verschiedenartigen Formen erscheinen, so daß der menschliche Geist keine Beziehung zwischen ihnen und dem GEIST erkennt.

Gedanken sind feinste Schwingungen

Innerhalb der gröberen Körperschwingungen liegen die feineren Schwingungen des kosmischen Stromes, d. h. der Lebenskraft; und sowohl Körper als auch Lebenskraft werden von der allerfeinsten Schwingung, der des Bewußtseins, durchdrungen.

Die Schwingungen des Bewußtseins sind so fein, daß kein irdisches Instrument sie registrieren kann. Nur Bewußtsein kann Bewußtsein erfassen. Der Mensch nimmt Myriaden von Bewußtseinsschwingungen wahr, die von anderen Menschen ausgehen und sich durch Worte, Handlungen, Blicke, Gesten, Schweigen, Verhalten usw. kundtun.

Jeder menschliche Charakter wird durch die Bewußtseinsschwingungen geprägt, die er ständig aussendet; hierdurch übt er einen bestimmten Einfluß auf andere Menschen und Dinge aus. So ist z. B. das

Zimmer, das ein Mensch bewohnt, von seinen Gedankenschwingungen erfüllt. Und diese können von anderen Menschen, die die nötige Empfindsamkeit besitzen, deutlich wahrgenommen werden.

Das menschliche Ich (d. h. sein Ichbewußtsein oder das verzerrte sterbliche Abbild der unsterblichen Seele) erkennt das Bewußtsein unmittelbar, doch die Materie (den menschlichen Körper und alle anderen Dinge der Schöpfung) nur mittelbar durch Sinneswahrnehmungen und Gedankenverbindungen. Mit anderen Worten: das Ich weiß immer, daß es Bewußtsein hat; doch es ist sich nicht immer der Materie, nicht einmal des eigenen Körpers bewußt, wenn die Gedanken in eine andere Richtung gehen. So nimmt z. B. jemand, der sich tief auf irgend etwas konzentriert, wohl seinen Geist, nicht aber seinen Körper wahr.

Im Traum erschafft der Mensch Körper und Bewußtsein

Alle Erfahrungen, die der Mensch im Wachzustand hat, können sich im Traumzustand wiederholen. Im Traum kann man frohgemut durch einen schönen Garten wandern und einem verstorbenen Freunde begegnen. Man kann tiefen Kummer empfinden, Tränen vergießen, unter Kopfschmerzen leiden und sein

Herz ängstlich schlagen fühlen. Ein Gewitter mag heraufziehen, man wird naß und friert. Dann wacht man auf und lacht über seine unwirklichen Traumerlebnisse.

Was ist nun der Unterschied zwischen den Erlebnissen eines Träumenden *(körperlichen* Erlebnissen wie z. B. seinem Spaziergang mit dem Freund im Garten usw., und *Bewußtseins*erlebnissen, z. B. seiner Freude oder seinem Kummer) und den Erlebnissen desselben Menschen im Wachzustand? In beiden Fällen nimmt man Materie wahr und besitzt Bewußtsein.

Im Traum hat der Mensch die Fähigkeit, sowohl körperliche Gegenstände als auch Bewußtseinszustände zu erzeugen; daher dürfte es für ihn auch nicht schwer sein zu verstehen, daß der GEIST – indem Er sich der Kraft der *Maya* bedient – für den Menschen eine Traumwelt des »Lebens« oder bewußten Daseins erschaffen hat, die im Grunde genommen ebenso illusorisch, d. h. flüchtig und ewig wechselhaft, ist wie alle Traumerlebnisse.

Maya oder die kosmische Täuschung

Diese Welt der Erscheinungen ist der *Maya,* dem Gesetz der Dualität oder der gegensätzlichen Zustände, unterworfen; sie ist daher eine unwirkliche Welt, die

die Wahrheit der göttlichen Einheit und Unwandelbarkeit verschleiert. In seinem sterblichen Dasein träumt der Mensch von Zweiheit und Gegensätzen – von Leben und Tod, Gesundheit und Krankheit, Glück und Unglück. Wenn er aber zum Bewußtsein seiner Seele erwacht, schwinden alle Gegensätzlichkeiten dahin, und er erkennt sich als den ewigen, glückseligen GEIST.

Was die irrende Menschheit braucht

Die irrende Menschheit braucht sowohl ärztliche als auch geistige Hilfe. Daß der Geist allen materiellen Hilfsmitteln überlegen ist, kann nicht geleugnet werden; doch auch die der Nahrung, den Kräutern und Medikamenten innewohnende Heilkraft ist nicht abzustreiten. Wer geistige Methoden anwendet, braucht nicht alle physischen Heilverfahren zu verachten, denn auch diese sind das Ergebnis von Forschungen, die sich mit Gottes Gesetzen der Materie befassen.

Solange das menschliche Bewußtsein noch am Körper haftet, braucht man nicht gänzlich auf Medikamente zu verzichten; doch sobald man sein Wissen vom geistigen Ursprung allen Fleisches vertieft, schwindet der Glaube an die Heilkraft der Arzneimittel, und man erkennt, daß die Wurzeln aller Krankheiten im geistigen Bereich liegen.

Weisheit ist das stärkste Läuterungsmittel

Mein Meister Swami Sri Yukteswarji behauptete nie, daß Medikamente zwecklos seien; doch die geistige Schulung und Bewußtseinserweiterung, die viele seiner Schüler durch ihn erfuhren, befähigte sie, sich allein durch die Kraft des Geistes von ihren Krankheiten zu heilen. Er bemerkte oft: »Weisheit ist das stärkste Läuterungsmittel.«

Sowohl im Morgen- als auch im Abendland gibt es Menschen, die die Existenz der Materie fanatisch verneinen, obwohl sie noch so stark im körperlichen Bewußtsein leben, daß sie glauben, vor Hunger vergehen zu müssen, wenn sie nur eine Mahlzeit versäumen.

Erst wenn wir jenen Zustand der Verwirklichung erreicht haben, in dem wir Körper und Geist, Tod und Leben, Krankheit und Gesundheit alle *in gleicher Weise als Täuschung* erkennen, können wir mit Recht behaupten, daß wir nicht an die Existenz der Materie glauben.

Menschliches und göttliches Bewußtsein

Die *Maya* bewirkt, daß der Mensch in Unkenntnis seiner Seele lebt, und dadurch wird das menschliche Bewußtsein vom Kosmischen Bewußtsein getrennt.

Der menschliche Geist ist dem Wechsel und vielen Begrenzungen unterworfen, während das Kosmische Bewußtsein frei von Einschränkungen und nie an den gegensätzlichen Erlebnissen (Tod und Leben, Krankheit und Gesundheit, vorübergehenden Schmerzen und Freuden) beteiligt ist. Im Göttlichen Geist herrscht das Bewußtsein unwandelbarer Glückseligkeit.

Um das menschliche Bewußtsein frei von allen Begrenzungen zu machen, muß man es methodisch schulen, und zwar durch geistiges Studium, Heilmeditationen, Konzentration und Meditation, damit die Aufmerksamkeit von den groben körperlichen Schwingungen und den damit verbundenen ruhelosen Gedankengängen und Gefühlsschwankungen abgezogen wird und die feineren, gleichmäßigeren Schwingungen der Lebenskraft und der höheren Bewußtseinsstufen fühlt.

Vertraut der göttlichen Kraft in eurem eigenen Innern

Wer stark am materiellen Bewußtsein haftet, d. h., wer es gewohnt ist, sich mit dem physischen Körper zu identifizieren, muß sich allmählich immer unabhängiger von Medikamenten und anderen äußeren Hilfsmitteln machen und lernen, mehr und mehr auf die ihm innewohnende göttliche Kraft zu vertrauen.

5. DIE TECHNIK DER HEILMEDITATION

Vorbereitung

1. Setzt euch mit dem Gesicht nach Norden oder Osten. Vorzuziehen ist ein gerader Stuhl ohne Armlehnen, über den eine Wolldecke gebreitet ist. Die Decke schützt den Körper vor den magnetischen Erdstrahlen, die den Geist sonst leicht an irdische Wahrnehmungen gebunden halten.

2. Schließt die Augen und konzentriert euch auf das verlängerte Mark (am Ende des Schädels), es sei denn, daß andere Anweisungen gegeben werden. Haltet die Wirbelsäule gerade, den Brustkorb vorgewölbt, den Unterleib flach. Atmet dreimal tief ein und aus.

3. Entspannt den Körper und bleibt unbeweglich sitzen. Verbannt alle ruhelosen Gedanken und zieht die Aufmerksamkeit von allen körperlichen Empfindungen zurück (Hitze oder Kälte, Geräusche usw.).

4. Denkt nicht daran, daß ihr geheilt werden möchtet.

5. Werft Angst, Zweifel und Sorgen beiseite. Seid innerlich ruhig und vertraut auf die Wirksamkeit

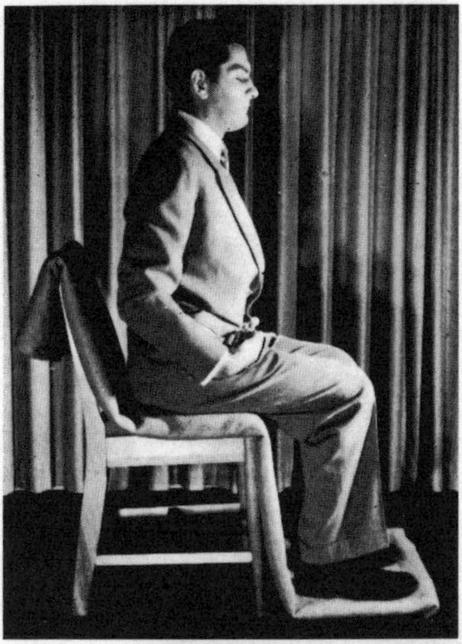

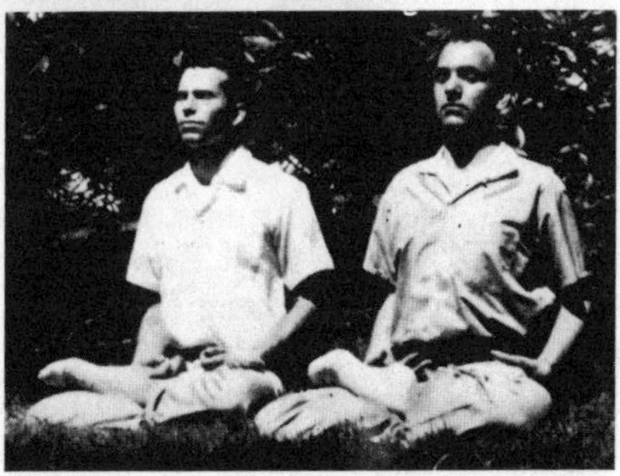

RICHTIGE HALTUNG FÜR DIE MEDITATION

Oben: auf dem Stuhl Unten: Lotosstellung

des göttlichen Gesetzes, das alles vermag. Laßt keinen Zweifel oder Unglauben aufkommen. Glaube und Konzentration ermöglichen es dem Gesetz, ungehindert zu wirken. Haltet an dem Gedanken fest, daß alle körperlichen Zustände wandelbar und heilbar sind und daß der Gedanke, eine Krankheit sei chronisch, auf Täuschung beruht.

ZEIT: Man sollte Heilmeditationen gleich morgens nach dem Aufwachen oder abends kurz vor dem Einschlafen üben, wenn man bereits die Schwere der Müdigkeit fühlt. Gruppen können sich zu jeder beliebigen Stunde zusammenfinden.

ORT: Wenn möglich, sollte man eine ruhige Umgebung wählen. Falls die Versammlung aber an einem geräuschvollen Ort abgehalten werden muß, achtet nicht auf die Geräusche, sondern konzentriert euch ganz und gar auf die Übungen.

METHODE: Ehe ihr mit den Heilmeditationen beginnt, macht euch frei von allen Sorgen und aller Ruhelosigkeit. Wählt euch eine Heilmeditation aus und wiederholt den ganzen Text zuerst mit lauter Stimme, dann leiser und langsamer und schließlich nur noch flüsternd. Dann wiederholt die Worte nur noch in Gedanken, ohne Zunge oder Lippen zu bewegen, bis ihr fühlt, daß ihr euch tief und ununterbrochen darauf konzentrieren könnt; dies ist kein Zustand der Bewußtlosigkeit, sondern tiefste, beharrliche Konzentration auf einen einzigen Gedanken.

Wenn ihr auf diese Weise fortfahrt und immer tiefer geht, werdet ihr im Innern große Freude aufsteigen fühlen und einen wachsenden Frieden erleben. Im Zustand tiefer Konzentration fließt der Heilgedanke ins Unterbewußtsein und kehrt später gestärkt ins Wachbewußtsein zurück, das durch die Macht der Gewohnheit entsprechend beeinflußt wird.

Während das Gefühl des Friedens in euch zunimmt, dringt der Heilgedanke tiefer in das Überbewußtsein ein, um später, von unbegrenzter Kraft erfüllt, zurückzukehren, euer Wachbewußtsein zu beeinflussen und schließlich auch eure Wünsche zu erfüllen. Zweifelt nicht, dann werdet ihr selbst Zeugen dieses auf wissenschaftlichem Glauben beruhenden Wunders werden.

Wenn eine Gruppe Heilmeditationen durchführt, um Anwesenden oder Außenstehenden zu helfen, muß jeder darauf achten, im gleichen Tonfall und mit unverminderter geistiger Kraft und Konzentration zu sprechen und an seinem Glauben und inneren Frieden festzuhalten.

Ein unkonzentrierter Geist schwächt die durch die Heilmeditationen erzeugte Energie und kann diesen

Kraftstrom sogar von seiner Zielrichtung (dem Überbewußtsein) ablenken. Darum darf keiner sich bewegen oder innerlich unruhig werden. Die Konzentration aller Teilnehmer ist nötig, wenn man Erfolg haben will.

Bei Heilmeditationen in einer Gruppe liest der Leiter die Sätze in gleichbleibendem Tonfall vor, und die Anwesenden wiederholen dieselben Worte im gleichen Tempo und mit der gleichen Betonung.

Seelisch inspirierte Heilmeditationen

Die Gedankensamen der in diesem Buch enthaltenen Heilmeditationen sind von tiefer seelischer Inspiration durchdrungen. Sie müssen in den Acker des überbewußten Friedens gesät und mit Glauben und Konzentration »bewässert« werden, damit im Inneren jene lebendigen Schwingungen entstehen, welche die Saat zum Keimen bringen.

Viel muß geschehen, ehe die Saat der Heilmeditation Frucht bringt; d. h., alle Voraussetzungen für das Wachstum müssen gegeben sein, will man das gewünschte Ergebnis erreichen. Die Gedankensaat muß lebendig sein und darf nicht durch Zweifel, Ruhelosigkeit oder Unaufmerksamkeit geschwächt werden; man muß sie im Zustand tiefen Friedens und tiefer Konzentration in Geist und Herz säen und sie mit anhaltender Aufmerksamkeit und unerschütterlichem Glauben »bewässern«.

Vermeidet alle mechanischen Wiederholungen. Dies wird auch in folgendem biblischen Gebot ausgedrückt: »Du sollst den Namen des Herrn, deines Gottes, nicht mißbrauchen.« * Wiederholt die Heilmeditationen mit fester Überzeugung, Intensität und Aufrichtigkeit, bis ihr über solch große Kraft verfügt, daß ein innerer Befehl, ein starker innerer Impuls genügt, die Körperzellen zu verändern und die Seele zu Wundertaten zu bewegen.

Die verschiedenen Stufen des Singens

Vergeßt nicht, daß ihr die heilenden Worte mit der richtigen Betonung sprechen müßt, zuerst laut und dann immer leiser, bis ihr nur noch flüstert, und daß vor allem tiefe Aufmerksamkeit und Hingabe nötig sind. Auf diese Weise leitet ihr die Gedanken, von deren Wahrheit ihr zutiefst überzeugt seid, vom Gehörsinn ins Bewußtsein (das den Sinn der Worte erfaßt), von dort ins Unterbewußtsein oder automatische Bewußtsein und von dort ins Überbewußtsein. Wer den nötigen Glauben besitzt, wird durch diese Methode geheilt werden.

---

* *2. Moses 20, 7*

Die fünf Stufen des Singens sind: bewußtes lautes Singen, leises Singen, lautloses Singen, unterbewußtes Singen und überbewußtes Singen.

Der Kosmische Laut OM *oder* AMEN

Unterbewußtes Singen geschieht automatisch, in einem ununterbrochenen Fluß. Überbewußtes Singen tritt dann ein, wenn die tiefinneren Schwingungen des Liedes zu einer lebendigen Wirklichkeit für uns werden und im Bewußtsein, Unterbewußtsein und Überbewußtsein Wurzel fassen. Wer die Aufmerksamkeit ununterbrochen auf die wahre kosmische Schwingung (das OM oder AMEN) richtet und nicht auf einen eingebildeten Ton, hat den Zustand überbewußten Singens erreicht.

Während man von einer Stufe des Singens zur nächsten schreitet, muß sich auch die geistige Einstellung ändern, d. h., die Konzentration muß sich vertiefen. Das Ziel besteht darin, den Singenden, das Gesungene und den Vorgang des Singens in eines zu verschmelzen. Der Geist muß größtmögliche Konzentration erreichen – keine Bewußtlosigkeit oder Geistesabwesenheit und keinen Schlafzustand, sondern einen Zustand derartiger Konzentration, daß alle anderen Gedanken von dem einen zentralen Gedanken angezogen werden und sich mit ihm vereinigen – wie Eisenspäne, die unwiderstehlich von einem Magneten angezogen werden.

Drei körperliche Zentren

Bei Heilmeditationen, in denen man Willenskraft anwendet, soll man die Aufmerksamkeit auf die Stelle zwischen den Augenbrauen richten; bei Heilmeditationen, in denen man mit gedanklichen Vorstellungen arbeitet, auf das verlängerte Mark*; und bei Heilmeditationen, in denen man seine Hingabe erweckt, auf das Herz. Zu gewissen Zeiten richtet man seinen Geist ganz von selbst auf eines dieser körperlichen Zentren; so spürt man z. B. bei einer tiefen Gemütsbewegung nur sein Herzzentrum und

---

* Das verlängerte Mark und die Stelle zwischen den Augenbrauen sind in Wirklichkeit der positive und negative Pol ein und desselben Zentrums, in dem die intelligenzbegabte Lebenskraft regiert. Zuzeiten wies Paramahansaji seine Schüler an, sich auf die Stelle zwischen den Augenbrauen zu konzentrieren, und zu anderen Zeiten auf das verlängerte Mark; bei beiden handelt es sich jedoch, aufgrund ihrer Polarität, um ein und dasselbe Zentrum. Wenn sich der Blick mit ruhiger Konzentration auf die Stelle zwischen den Augenbrauen richtet, fließt der Strom aus den beiden Augen zuerst auf diese Stelle in der Stirn und von dort in das verlängerte Mark. Dann schaut man das »einfältige« astrale Lichtauge des verlängerten Marks, das sich in der Stirn widerspiegelt.

nicht den übrigen Körper. Bei richtigem Gebrauch dieser Heilmeditationen lernt man, seine Aufmerksamkeit bewußt auf die lebenswichtigen Quellen des Willens, der Vernunft und des Gefühls zu richten.

Ein fester, unerschütterlicher Glaube an Gott ist die wirksamste Heilmethode; sie kann augenblickliche Heilungen zustandebringen. Die höchste und dankbarste Pflicht des Menschen besteht also darin, sich mit unermüdlichem Eifer um diesen Glauben zu bemühen.

II. TEIL

WISSENSCHAFTLICHE HEILMEDITATIONEN

Man kann jede dieser Heilmeditationen entweder im Zusammenhang lesen bzw. vorlesen (wenn es sich um eine Gruppe handelt), oder man kann auch einzelne Zeilen beliebig oft wiederholen.

Heilmeditationen zum allgemeinen Gebrauch

Auf dem Altar der Gefühle,
Auf dem Altar der Gedanken,
Auf dem Altar des Willens
Finde ich Dich, finde ich Dich!
Du bist all mein Fühlen, Denken und Wollen.
Du leitest es in die richtige Bahn.
Dir allein soll es folgen,
Dir allein soll es folgen,
Bis es eins wird mit Dir!

Im Tempel des Bewußtseins
Strahlte das Licht – Dein Licht!
Ich sah es nicht – doch nun seh' ich es!
Der Tempel ist hell,
Der Tempel ist heil.
Ich schlief und träumte,

Daß der Tempel zerbrach
An der Angst, der Sorge, der Unwissenheit.
Du hast mich erweckt,
Du hast mich erweckt.
Dein Tempel ist heil,
Dein Tempel ist heil!

Dich will ich anbeten,
Dich will ich anbeten.
Dich liebe ich
Im eigenen Herzen
Und in den Sternen –
In jeder Zelle des Körpers.
In den Elektronen treib ich mein Spiel
mit Dir.
Anbeten will ich Dich
Im eigenen Körper und in den Sternen,
In Urnebeln und Sternenstaub.
Du bist überall.
Überall bet' ich Dich an.

Dein Himmlischer Wille
Erstrahlt als mein irdischer Wille
In mir, in mir, in mir, in mir!
Ich will wünschen, ich will wollen,
Ich will lernen, ich will wirken.
Doch nicht mein Ich soll mich leiten,
Sondern Du allein, sondern Du allein.

Ich will wirken
Und meinen Willen gebrauchen.
Doch flöße Du meinem Willen
Deinen eigenen Willen,
Deinen eigenen Willen ein.

Mach uns, o Vater, den Kindlein gleich,
Wie sie in Deinem Reiche wohnen.
Deine Liebe zu uns ist Vollkommenheit.
So heil wie Du bist,
So heil sind auch wir.
Wir sind gesund an Körper und Geist –
Genau wie Du, genau wie Du!
Du bist vollkommen,
Wir sind Deine Kinder.

Du bist überall.
Wo immer Du bist, ist Vollkommenheit.
Du lebst im Heiligtum jeder Zelle,
In allen Körperzellen lebst Du.
Sie sind heil, sie sind vollkommen.
Sie sind heil, sie sind vollkommen.
Laß mich fühlen,
Daß Du in allen,
In allen lebst.
Laß mich fühlen,
Daß Du in jeder und allen,
In jeder und allen webst!

O Du mein Leben,
Du bist vollkommen,
Du bist in allem;
In meinem Herzen, in meinem Hirn,
In meinen Augen, in meinem Antlitz,
In meinen Gliedern – und überall.

Du bist es, der meine Füße bewegt,
Sie sind heil, sie sind heil!
Meine Waden und Schenkel
Sind heil, sind heil, denn Du durchdringst sie.
Du hälst meine Beine aufrecht,
Damit ich nicht falle, damit ich nicht falle.
Sie sind gesund, denn Du durchdringst sie.
Sie sind gesund, denn Du durchdringst sie.

Du durchdringst meine Kehle;
Die Schleimhaut und das Innere des Leibes
Schimmern in Deinem Glanz.
Sie sind heil, denn Du durchdringst sie.
Du leuchtest in meiner Wirbelsäule,
Sie ist heil, sie ist heil.
Du fließt durch meine Nerven,
Sie sind heil, sie sind heil.
Du flutest durch meine Adern und meine Arterien,
Sie sind heil, sie sind heil.
Feurig glühst Du in meinem Magen,

Feurig glühst Du in meinem Darm,
Sie sind heil, sie sind heil.

So wie Du mir gehörst,
So gehöre ich Dir.
Du bist vollkommen.
Du bist ich – Du bist ich.
Du bist mein Gehirn,
Es strahlt, es ist heil,
Es ist heil, es ist heil, es ist heil.

Laß freien Lauf meiner Phantasie,
Laß freien Lauf meiner Phantasie.
Ich bin krank, wenn ich dran glaube,
Ich bin gesund, wenn ich dran glaube.
An jedem Tag, zu jeder Stund'
Bin ich an Körper und Geist
Froh und gesund,
Froh und gesund.

Mir träumte, ich wäre krank.
Ich erwachte und lachte,
Noch feucht von Tränen –
Tränen der Freude und nicht des Schmerzes.
Denn ich wußte,
Meine Krankheit war nichts als ein Traum,
Und ich bin gesund,
Ich bin gesund!

Im Strom Deiner Liebe
Laß mich selig erschauern,
Laß mich selig erschauern,
Du bist mein Vater,
Ich bin Dein Kind.
Gut oder böse –
Ich bin Dein Kind!
Laß mich Deinen Kraftstrom fühlen
Und Deinen weisen Willen –
Und Deinen weisen Willen.

Kurze Heilmeditationen

Vater, Du bist vollkommen! Dein Licht fließt durch Christus, durch die Heiligen aller Religionen, durch die großen Meister aus Indien und durch mich hindurch. Das göttliche Licht durchdringt jeden Teil meines Körpers. Ich bin gesund!

O bewußte kosmische Energie, Dein Leben ist eins mit dem meinen. Du bist es, die den Sauerstoff, die feste und flüssige Nahrung zu Energie werden läßt und sie vergeistigt, um meinen Körper zu erhalten.

Himmlischer Vater, meine Körperzellen bestehen aus Licht, die Zellen des Fleisches sind von Dir erschaffen. Sie sind vollkommen, denn Du bist vollkommen. Sie sind gesund, denn Du bist Gesundheit. Sie sind GEIST, denn Du bist GEIST; sie sind unsterblich, denn Du bist das Leben.

Ich fühle mich durch Deine lebenspendende Energie erneuert und gestärkt.

Die heilende Kraft des GEISTES fließt durch alle Zellen meines Körpers hindurch. Ich bin aus der einen, allumfassenden göttlichen Substanz erschaffen.

Vater, Du bist in mir; ich bin gesund.

Deine Kraft fließt durch mich hindurch. Mein Magen ist gesund, denn Dein heilendes Licht durchdringt ihn.

Ich erkenne, daß ich meine Krankheit selbst verursacht und gegen die Gesetze der Gesundheit verstoßen habe. Ich will den Schaden durch richtige Ernährung, körperliche Bewegung und richtiges Denken wiedergutmachen.

Himmlischer Vater, Du bist in jedem Atom, jeder Zelle, jedem Blutkörperchen, jeder Nervenfaser, jedem Teil des Gehirns und Gewebes gegenwärtig. Ich bin gesund, denn Du durchdringst meinen ganzen Körper.

Gottes strahlende Gesundheit durchleuchtet die dunklen Schlupfwinkel, in denen meine Krankheit nistet. In all meinen Zellen scheint Sein heilendes Licht. Sie sind heil und gesund, denn sie sind vollkommen wie Er.

Heilung durch die Kraft der Gedanken

Konzentriere deine Gedanken auf die Stirn und wiederhole folgendes:

Ich glaube und weiß,
Ich glaube und weiß,
Daß mein Lebensstrom vom Gehirn
Durch den ganzen Körper fließt.
Strahlen des Lichts
Durchdringen mein innerstes Gewebe.
Die Lebensflut sprüht und schäumt
Durch Wirbelsäule und Rückenmark.
All die kleinen Zellen trinken,
Und ihre winzigen Münder leuchten!
All die kleinen Zellen trinken,
Und ihre winzigen Münder leuchten!

Himmlischer Vater, Du bist ewig mein eigen. In allem, was gut ist, bete ich Dich an. Durch das Fenster meiner reinen Gedanken schaue ich Deine Güte.

O Vater, Deine unbegrenzte und allheilende Kraft ist in mir. Laß Dein Licht die Nacht meiner Unwissenheit erleuchten! Wo Dein heilendes Licht erstrahlt, herrscht Vollkommenheit. Drum bin auch ich vollkommen!

Himmlischer Vater, Du bist in jedem Gefühl, jedem Willensakt, jedem Gedanken. Leite Du mein Fühlen, Wollen und Denken; Dir soll es folgen, bis es eins mit Dir wird.

Meine Sehnsucht nach Vollkommenheit ist die Brücke, die mich in das Reich reiner Gedanken führt.

Täglich will ich mich bemühen, mein Glück immer mehr im eigenen Innern und immer weniger in irdischen Freuden zu suchen.

Gott ist der Hirte, der über meine ruhelosen Gedanken wacht. Er wird sie zur Au Seines Friedens führen.

Ich will meinen Geist durch die Vorstellung läutern, daß es Gott ist, der all mein Handeln regiert.

ANLEITUNG ZUM RICHTIGEN GEBRAUCH DER VERNUNFT

Nachfolgende Hinweise sollen den Leser dazu anregen, richtigen Gebrauch von seiner Vernunft zu machen und seine geistigen Fähigkeiten zu entwickeln.

1. Lest gute Bücher und verarbeitet das Gelesene gründlich.

2. Wer eine Stunde lang liest, sollte zwei Stunden lang schreiben und drei Stunden lang nachdenken. Das ist das Verhältnis, in dem diese Tätigkeiten zueinander stehen sollten, wenn man die Kräfte des Geistes entwickeln will.

3. Beschäftigt euren Geist mit erhebenden Gedanken. Verschwendet eure Zeit nicht an unfruchtbare Gedankengänge.

4. Macht Gebrauch von eurer Vernunft, um nach besten Kräften ein planvolles Leben zu führen.

5. Schärft eure Urteilskraft, indem ihr euch mit den geistigen Gesetzen vertraut macht, die in der Lehre der Gemeinschaft der Selbst-Verwirklichung erklärt werden.

6. Macht von den Heilmeditationen in diesem Buch Gebrauch, und setzt eure ganze seelische Kraft dabei ein. Sowohl die Psychologen des Altertums als auch die der Neuzeit haben behauptet, daß sich die dem Menschen innewohnende Geisteskraft bis ins Unendliche ausweiten läßt.

7. Achtet die physischen, gesellschaftlichen und sittlichen Gesetze. Wenn ihr überzeugt seid, daß sie einem höheren geistigen Gesetz unterstehen, könnt ihr euch schließlich über sie erheben und euch nur noch vom GEIST leiten lassen.

Heilung durch die Kraft des Willens

Konzentriert eure Willenskraft auf das verlängerte Mark und gleichzeitig auf die Stelle zwischen den Augenbrauen und wiederholt – zuerst laut und dann allmählich immer leiser, bis ihr nur noch flüstert:

Ich will meine Lebenskraft
Mit göttlichem Willen erfüllen,
Mit göttlichem Willen erfüllen,
Damit sie durch Nerven und Muskeln,
Durch das Gewebe, die Glieder, den ganzen Körper fließt.
O prickelndes Lebensfeuer,
O glühende, freudige Kraft!

Auf höchsten Befehl
Durchfließe mein Blut, meine Drüsen!
Auf meinen Befehl leuchte und glühe!
Auf meinen Befehl leuchte und glühe!

Heilmeditationen zur Entwicklung von Weisheit

Konzentriert euch auf den Raum unterhalb der Schädeldecke und richtet die Aufmerksamkeit auf euer Gehirn.

Du gleitest
Durch die Kammern der Weisheit.
Du bist die Vernunft in mir.
Du gleitest durch mein Gehirn
Und erweckst jede träge Zelle,
Damit sie das Gute empfange,
Damit sie das Gute empfange,
Das Geist und Sinne gewähren,
Damit sie das Wissen empfange,
Damit sie das Wissen empfange,
Das Du ihnen gibst.

Ich will selber denken, selber überlegen,
Will Dich um keinen Einfall bitten.
Doch wenn die Vernunft sich irrt,
Dann führe Du sie,
Führe sie an das richtige Ziel!

O Himmlischer Vater, O kosmische Mutter,
Mein Meister, mein göttlicher Freund!
Ich kam allein – ich gehe allein,
Mit Dir allein, mit Dir allein,
Mit Dir allein, mit Dir allein.

Du hast mir ein Heim bereitet,
Ein Heim aus lebendigen Zellen,
Ein Heim für mich.
Mein Heim ist auch Dein Heim.
Mein Heim entstand aus Deinem Leben,
Mein Heim entstand aus Deiner Kraft.
Dein Heim ist vollkommen,
Dein Heim ist vollkommen!

Ich bin Dein Kind, Du bist mein Vater.
Wir beide wohnen,
Wir beide wohnen
Im gleichen Tempel,
In diesem Tempel der Zellen,
Oh, diesem Tempel der Zellen!
Immer bist Du mir nah
Auf diesem von Leben durchpulsten Altar!

Ich ging fort, ich ging fort –
Ins Dunkel hinein,
Mit dem Irrtum zu spielen.
Wie ein treuloses Kind ging ich fort.

In Schatten gehüllt, kehrte ich heim,
Beschmutzt vom Schlamm der Materie
kehrte ich heim.
Du bist mir nahe, doch ich kann nicht sehen.
Dein Haus ist vollkommen, doch ich kann
nicht sehen.
Ich bin blind, doch Dein Licht ist da!
Meine Schuld ist's, daß ich nichts sehe,
Oh, meine Schuld ist's, daß ich nichts sehe.
Hinter dem Dunkel
Leuchtet Dein Licht,
Leuchtet Dein Licht.

Licht und Dunkel,
Sie schließen sich aus,
Sie schließen sich aus.
Weisheit und Torheit
Schließen sich aus,
Schließen sich aus.
Beschwöre sie, o beschwöre sie,
Verbanne das Dunkel,
O treibe es aus.

Meine Körperzellen bestehen aus Licht,
Meine fleischlichen Zellen bestehen aus Dir.
Sie sind vollkommen, denn Du bist voll-
kommen.
Sie sind GEIST, denn Du bist ER;
Sie sind unsterblich, denn Du lebst!

Himmlischer Vater, Dein kosmisches Leben und ich, wir sind eins. Du bist das Meer, ich bin die Welle: wir sind eins.

Ich verlange mein göttliches Erbteil, denn ich weiß intuitiv, daß alle Weisheit und alle Kraft bereits Eigentum meiner Seele sind.

Gott ist in mir, Er umgibt mich und schützt mich. Drum will ich alle Furcht verbannen, die Sein wegweisendes Licht verdunkelt.

Gott ist das dem Menschen innewohnende Selbst und das einzige Leben im ganzen Universum.

Ich bin in ewiges Licht getaucht. Es durchdringt jeden Teil meines Seins. Ich lebe in diesem Licht. Der göttliche GEIST durchdringt mich von innen und außen.

Heute und immerzu steht Gott unmittelbar hinter meiner Vernunft und leitet mich, damit ich in allem richtig handle.

Heute bin ich friedlich und ausgeglichen, denn meine ganze Kraft und alle meine Fähigkeiten sind darauf gerichtet, dem göttlichen Willen Ausdruck zu geben.

DIE GESETZE DES UNTERBEWUSSTSEINS, BEWUSSTSEINS UND ÜBERBEWUSSTSEINS, DIE ZU MATERIELLEM ERFOLG FÜHREN

Erfolg stellt sich dann ein, wenn wir den Gesetzen Gottes und den Gesetzen der Materie gehorchen. Wir sollten uns sowohl um geistigen als auch um materiellen Erfolg bemühen. Materieller Erfolg besteht darin, sich alle lebensnotwendigen Dinge beschaffen zu können.

Das Bestreben, Geld zu verdienen, sollte mit dem Wunsch verbunden sein, anderen zu helfen. Ihr sollt soviel Geld verdienen wie möglich, vorausgesetzt, daß es auf irgendeine Weise eurer Gemeinde, eurem Land oder der Welt zugute kommt. Bereichert euch aber nie auf Kosten anderer.

Es gibt bestimmte Gesetze, die das Unterbewußtsein, Bewußtsein und Überbewußtsein regieren; wer sie befolgt, wird wirtschaftliche Erfolge haben und alle Minderwertigkeitsgefühle überwinden.

Das unterbewußte Gesetz des Erfolges besteht darin, Heilmeditationen unmittelbar vor dem Einschlafen oder gleich nach dem Aufwachen mit tiefster Konzentration zu wiederholen. Zweifelt nicht! Wenn ihr ein gerechtes Ziel verfolgt, dürft ihr nicht an Mißerfolg denken. Ihr seid Gottes Kinder; glaubt fest daran, daß alle Dinge, die Ihm gehören, auch euch zugänglich sind!

Weil der Mensch dieses Gesetz aber nicht kennt oder nicht daran glaubt, hat er sein unvergängliches göttliches Erbe verloren. Wer aus der göttlichen Quelle schöpfen und sie sich dienstbar machen will, muß die falschen Vorstellungen in seinem Unterbewußtsein ausrotten und immer solche Heilmeditationen wiederholen, in denen grenzenloses Vertrauen ausgedrückt wird.

Das bewußte Gesetz des Erfolges besteht darin, weise zu planen und zu handeln und immer zu fühlen, daß Gott alle Pläne verwirklichen hilft und euch unermüdliche Schaffenskraft verleiht.

Das überbewußte Gesetz des Erfolges tritt in Kraft, wenn der Mensch betet und von Gottes Allmacht überzeugt ist. Gebt eure bewußten Bemühungen nie auf; verlaßt euch nicht nur auf eure natürlichen Fähigkeiten, sondern bittet Gott in allem, was ihr tut, um Seinen Beistand.

Wenn ihr diese unterbewußten, bewußten und überbewußten Methoden miteinander verbindet, ist euch der Erfolg gewiß. Versucht es immer wieder, ganz gleich, wie oft ihr erfolglos geblieben seid.

Heilmeditationen für wirtschaftlichen Erfolg

Du bist mein Vater –
Du bist Erfolg und Freude!
Ich bin Dein Kind –
Ich bin Erfolg und Freude!

Alle Güter dieser Erde,
Alle Schätze dieser Welt
Gehören Dir – gehören Dir!
Ich bin Dein Kind.
Die Güter dieser Erde und des Universums
Gehören mir, gehören mir,
Gehören mir, gehören mir!

Der Gedanke der Armut verfolgte mich,
Ich glaubte, ich sei arm,
Und war deshalb arm.
Nun bin ich heimgekehrt!
Dein Bewußtsein hat mich bereichert,
Es hat mich reich gemacht!
Ich bin erfolgreich, ich bin reich!
Du bist mein Hort,
Ich bin reich, ich bin reich!

Du bist alles, Du bist alles,
Du bist mein.
Ich habe alles, ich habe alles,
Ich bin begütert, ich bin reich.
Ich habe alles, ich habe alles!
Ich besitze alles, ja alles –
Genau wie Du – genau wie Du!
Ich besitze alles, ich besitze alles.
Du bist mein Reichtum,
Ich habe alles.

Kurze Heilmeditationen

Ich weiß, daß Gottes Macht ohne Grenzen ist. Und da ich Ihm zum Bilde geschaffen bin, habe auch ich die Kraft, alle Hindernisse zu überwinden.

Ich besitze die schöpferischen Kräfte des GEISTES. Die Weisheit des Unendlichen wird mich leiten und alle Probleme lösen.

Gott ist meine unerschöpfliche göttliche Schatzkammer. Ich bin ewig reich, denn ich habe Zugang zum kosmischen Speicher.

Ich will im festen Vertrauen vorwärtsschreiten, daß die Macht des allgegenwärtigen Guten mir das, was ich brauche, zur rechten Zeit beschaffen wird.

Der Sonnenschein göttlichen Reichtums ist soeben durch die dunklen Wolken meiner Not gebrochen. Ich bin Gottes Kind. Was Er hat, das habe auch ich.

WIE MAN DIE SEELE VON UNWISSENHEIT BEFREIT

Seelischer Erfolg besteht darin, daß man sich bewußt auf den kosmischen Geist einstellt und jederzeit seinen Frieden und Gleichmut bewahren kann – auch angesichts unabänderlicher Geschehnisse, wie z. B. beim Tode eines Familienangehörigen oder bei einem anderen Verlust. Wenn es das Gesetz der Natur verlangt, daß einer von euren Lieben abberufen wird, so trauert nicht um ihn. Dankt Gott vielmehr demütig dafür, daß Er euch für einige Zeit das Vorrecht gab, eines Seiner Kinder zu betreuen und zu versorgen und ihm ein Freund zu sein.

Seelische Erfolge stellen sich dann ein, wenn man dem Geheimnis des Lebens auf die Spur kommt, wenn man fröhlich an alle Dinge herangeht und erkennt, daß allen Geschehnissen ein wunderbarer göttlicher Plan zugrunde liegt.

Erkenntnis ist das einzige Heilmittel gegen die Unwissenheit.

Heilmeditationen für geistigen Erfolg

Du bist Weisheit,
Du weißt den Anfang
Und das Ende aller Dinge.

Ich bin Dein Kind;
Ich will des Lebens
Tiefstes Geheimnis ergründen,
Des Lebens wahre, freudige Pflicht.

Deine Weisheit, die in mir ist,
Soll mich alles lehren, was Du weißt,
Was Du weißt!

Kurze Heilmeditationen

Himmlischer Vater, meine Stimme wurde erschaffen, Dir Lob zu singen. Mein Herz wurde erschaffen, Deinen Ruf zu erwidern. Meine Seele wurde als ein Strombett erschaffen, durch das Deine Liebe ungehindert in alle durstigen Seelen fließt.

Die Macht Deiner Liebe kreuzigt all meine Befürchtungen und Zweifel, damit ich mich siegreich über den Tod erheben und auf Flügeln des Lichts zu Dir emporsteigen kann.

Ich entspanne mich und befreie mich von allem, was mich bedrückt, um mich für Gott empfänglich zu machen und Seine vollkommene Weisheit zum Ausdruck zu bringen.

Mein Himmlischer Vater ist Liebe, und ich bin Ihm zum Bilde erschaffen. Ich bin die Sphäre der Liebe, in der alle Planeten, alle Sterne, alle Lebewesen, alle erschaffenen Dinge leuchten. Ich bin die Liebe, die das ganze Universum erfüllt.

Während ich Liebe und guten Willen auf andere ausstrahle, öffne ich mir den Zugang zur Liebe Gottes. Die magnetische Kraft göttlicher Liebe zieht alles Gute an mich heran.

Ich kann all meine Pflichten nur dann erfüllen, wenn Gott mir die Kraft dazu gibt. Darum ist mein höchster Wunsch, Ihn zufriedenzustellen. Die tiefste Liebe meines Herzens, die tiefste Sehnsucht meiner Seele, das höchste Ziel meines Willens und meiner Vernunft gilt Gott allein.

Heilmeditationen für psychologische Erfolge

Ich bin tapfer, ich bin stark.
Die frische Brise erfolgreichen Denkens
Durchweht mich – durchweht mich!
Ich bin ruhig und besonnen,
Ich bin herzlich, ich bin freundlich,
Ich bin Liebe und bin Mitgefühl,
Ich bin anziehend und magnetisch,

Ich bin mit allem zufrieden.
Ich trockne alle Tränen
Und verbanne alle Furcht.
Ich habe keine Feinde,
Ich bin aller Freund.

Ich tue nichts aus Gewohnheit
Beim Essen, Denken oder täglichen
Verhalten,
Ich bin frei, ich bin frei.

Ich befehle dir, o Aufmerksamkeit,
Mir zu Willen zu sein
Und dich auf alles, was ich tue,
Auf jede Arbeit, tief zu konzentrieren.
Ich kann alles vollbringen,
Wenn ich dran glaube, wenn ich dran glaube.

In der Kirche oder im Tempel,
Wenn ich zu beten versuche,
Erheben sich meine zerstreuten Gedanken
Hartnäckig wider mich
Und hindern meinen Geist,
Dich zu erreichen,
Und hindern meinen Geist,
Dich zu erreichen.
Lehre, o lehre mich,
Wieder Besitz zu ergreifen

Von meinem Geist, von meinem Gehirn,
Die der Materie verfallen sind.
Dir will ich sie weihen
In Gebet und Versenkung
In Träumerei und Meditation.

Dich will ich anbeten
In Meditation und Abgeschiedenheit.
Wenn ich handle, will ich fühlen,
Wie Deine Kraft durch meine Hände fließt.
Um nicht träge zu werden
Und Dich zu verlieren,
Suche ich Dich in emsiger Tätigkeit.

KOMBINIERTE METHODEN

Wenn auch nicht zu bestreiten ist, daß die geistigen Heilmethoden den physischen überlegen sind, so sind doch für diejenigen, die beide Methoden miteinander verbinden wollen, einige körperliche Übungen in dieses Buch mit aufgenommen worden.

Verbesserung der Sehkraft

Konzentriert euch mit geschlossenen Augen auf das verlängerte Mark und versucht zu fühlen, wie die Sehkraft durch den Sehnerv in die Netzhaut der Augen fließt. Nachdem ihr euch eine Minute lang auf die Netzhaut konzentriert habt, öffnet und schließt die Augen ein paarmal hintereinander. Richtet die Augäpfel nach oben und nach unten, nach links und nach rechts. Dann bewegt sie von links nach rechts und von rechts nach links. Richtet den Blick auf die Stelle zwischen den Augenbrauen und stellt euch den Strom der Lebenskraft vor, der vom verlängerten Mark in die Augen fließt und sie zu zwei Scheinwerfern macht. Diese Übung ist sowohl körperlich als auch geistig heilsam.

Heilmeditationen für die Augen

Ich bitte euch,
Blaue Strahlen des Himmels,
Durch meinen Sehnerv zu fließen!
Zeigt mir fürwahr,
Zeigt mir fürwahr,
Daß Sein Licht dort ist,
Daß Sein Licht dort ist.
Durch meine Augen
Blickt Er,
Ja, blickt Er.
Sie sind heil, sie sind vollkommen.
Eines oben* und zwei darunter,
Drei Augen, ja drei Augen.
Welch unsichtbares Licht euch durchfließt,
Welch unsichtbares Licht euch durchfließt!

Ihr Lotosaugen, weint nicht mehr,
O weint nicht mehr!
Kein Sturm verletzt eure Blüten mehr.
O kommt geschwind und gleitet wie Schwäne
Auf den heiteren Wassern der Seligkeit,
Auf dem schimmernden See des Friedens,

* Das »einfältige« oder geistige Auge in der Stirn zwischen den beiden Augenbrauen

Wo der Morgen der Weisheit dämmert.
Dein Licht, ja Dein Licht
Leuchtet durch mich,
Erhellt die Vergangenheit, Gegenwart
Und die künftige Zeit.

Ich befehle euch,
Ihr beiden Augen,
Eins zu werden,
Eins zu werden,
Um alles zu sehen und alles zu wissen.
Erhellt meinen Körper!
Erhellt meinen Geist!
Erhellt meine Seele!

Übung für den Magen

Stellt euch vor einen Stuhl, beugt euch nach vorn und haltet euch am Sitz fest. Atmet vollkommen aus. Während ihr den Atem anhaltet, zieht den Unterleib so weit wie möglich ein (so nahe ans Rückgrat wie möglich). Dann atmet ein und drückt den Unterleib so weit wie möglich hinaus. Wiederholt dies 12mal. Die Yogis behaupten, daß diese Übung die Darmtätigkeit anregt (d. h. die Peristaltik und die Funktion der Magendrüsen) und dadurch zur Beseitigung von Magenleiden beiträgt.

Übung für die Zähne

Schließt die Augen und preßt die oberen und unteren Zähne auf der linken Kieferseite fest zusammen. Lockert sie und preßt die Zähne auf der rechten Seite zusammen. Lockert sie und preßt die Vorderzähne zusammen. Zum Schluß preßt alle oberen und unteren Zähne auf einmal zusammen.

Verharrt ein oder zwei Minuten lang in jeder Stellung, wobei ihr euch auf den Druck der zusammengepreßten Zähne konzentriert und euch vorstellt, wie die Lebenskraft die Zahnwurzeln stärkt und alle Krankheitsherde beseitigt.

DAS INNERE EDEN

Der Körper gleicht einem Garten, in dem die verlockenden Bäume der Sinne wachsen – Gesicht, Gehör, Geschmack, Geruch und Tastsinn. Gott oder das Göttliche im Menschen warnt ihn vor dem übermäßigen Genuß irgendeiner der Sinnesfrüchte und besonders vor dem unrichtigen Gebrauch des »Apfels« oder der Geschlechtskraft in der Mitte des Gartens.

Die Schlange gefährlicher Neugier und Eva, die gefühlsbetonte weibliche Natur, die jedem Menschen innewohnt, führt ihn in Versuchung, so daß er Gottes Gebot übertritt. Dadurch verliert er die Freude, die in der Selbstbeherrschung liegt, und wird aus dem Paradies – dem Garten der Reinheit und göttlichen Glückseligkeit – vertrieben. Die Geschlechtserfahrung bringt das Sünden- oder Schambewußtsein mit sich, das sich hinter einem »Feigenblatt« versteckt.

Ehepaare, die sich Kinder wünschen, sollten die Aufmerksamkeit während des Zeugungsaktes ganz auf die schöpferische Bedeutung dieser Handlung richten. Die Menschheit könnte sich viel Leid ersparen, wenn sie die geschlechtliche Vereinigung nicht zum Selbstzweck machte.

Methoden zur Beherrschung des Geschlechtstriebs

Abends vor dem Schlafengehen reibt alle Körperöffnungen mit einem nassen, kalten Handtuch ab, ebenfalls die Hände, Füße, Achselhöhlen, den Nabel und den Nacken unter dem verlängerten Mark. Tut dies regelmäßig.

Während körperlicher Erregungszustände atmet 5–15mal tief ein und aus. Dann sucht sofort die Gesellschaft solcher Menschen auf, vor denen ihr Achtung habt – Menschen, die große Selbstbeherrschung besitzen.

Heilmeditationen zur Erlangung von Reinheit

Durch Samen und Blütenstaub
Erschaffst Du die reinen Blumen.
Durch meine reinen Eltern
Erschufst Du meinen Körper.
Du bist der Schöpfer
Aller guten Dinge –
So auch wir!
Lehre uns,
In Reinheit und Heiligkeit
Edle Gedanken
Und edle Kinder zu zeugen.

Du bist geschlechtslos,
Wir sind geschlechtslos,
Wir sind geschlechtslos.
Du hast uns in Reinheit erschaffen.

Lehre uns, in Heiligkeit
Edle Gedanken und edle Kinder zu zeugen,
Die Dein Ebenbild sind.

Um der Versuchung zu widerstehen, will ich alle schlechten Gedanken verbannen. Ich will meinen Geist vom Körper und den Sinnen, die meine Begierde erregen, zurückziehen und Gott als Glückseligkeit im eigenen Innern suchen.

ÜBERWINDUNG SCHLECHTER GEWOHNHEITEN

Gute Gewohnheiten sind eure besten Freunde. Räumt ihnen durch fortwährende gute Handlungen immer mehr Macht ein.

Schlechte Gewohnheiten sind eure schlimmsten Feinde; sie zwingen euch gegen euren Willen zu Handlungen, die euch schaden und wirken sich nachteilig auf euer körperliches, gesellschaftliches, sittliches, geistiges und seelisches Leben aus. Hungert eure schlechten Gewohnheiten aus, indem ihr ihnen jede weitere Nahrung verweigert, d. h., indem ihr fortan nicht mehr falsch handelt.

Wahre Freiheit besteht darin, mit richtiger Unterscheidungskraft und aus freier Wahl zu handeln. Ernährt euch z. B. so, wie ihr sollt und nicht einfach, wie ihr es gewohnt seid.

Sowohl gute als auch schlechte Gewohnheiten brauchen Zeit, um Macht über euch zu gewinnen. Hartnäckige schlechte Gewohnheiten können durch gute Gewohnheiten ersetzt werden, wenn man diese geduldig entwickelt.

Eignet euch auf allen Gebieten gute Gewohnheiten an, bis diese die schlechten Gewohnheiten verdrängt haben. Und lebt immer mehr im Bewußtsein eurer Freiheit, denn als Kinder Gottes unterliegt ihr keinem inneren Zwang.

Du wirkst durch das Gesetz
Und stehst über allen Gesetzen,
Du stehst über allen Gesetzen.
Auch ich stehe wie Du
Über allen Gesetzen.

O tapfere Krieger – ihr guten Gewohnheiten,
Treibt die dunklen, die dunklen
Gewohnheiten aus!
Treibt die dunklen, die dunklen
Gewohnheiten aus!
Ich bin frei, ich bin frei!
Ich tue nichts aus Gewohnheit,
Ich tue nichts aus Gewohnheit.
Ich will tun, was recht ist,
Ich will tun, was recht ist,
Und nicht, wozu die Gewohnheit mich
zwingt.
Ich bin frei, ich bin frei!
Ich tue nichts aus Gewohnheit,
Ich tue nichts aus Gewohnheit!

Himmlischer Vater, stärke meinen Entschluß, mit meinen schlechten Gewohnheiten, die negative Schwingungen anziehen, zu brechen und gute Gewohnheiten anzunehmen, die gute Schwingungen herbeiziehen.

Gottes ewiges Leben fließt durch mich hindurch. Ich bin unsterblich. Hinter der Welle meines Geistes liegt das Meer des Kosmischen Bewußtseins.

Göttlicher Vater, dort, wo Du mich hingestellt hast, mußt Du auch zu mir kommen.

Im Film des Lebens tritt nicht nur ein Schauspieler auf; auch wird nicht nur ein einziges Ereignis gezeigt. Meine Rolle auf der Bühne ist wichtig, denn ohne meine Mitwirkung wäre das kosmische Drama unvollständig.

GEBETE AN DEN HIMMLISCHEN VATER

Nachfolgende Gebete sollen eure Gedanken auf Gott lenken – auf die Quelle alles Guten und die Kraft, die allen Heilmeditationen innewohnt. Wir sollten nicht beten, um vergängliche Gaben zu erhalten, sondern um den göttlichen Schatz wiederzugewinnen, den wir in unserer Unwissenheit verloren glauben.

Da Du mir Dein unauslöschliches Bild der Vollkommenheit aufgeprägt hast, so lehre mich, die äußeren Flecken der Unwissenheit abzuwischen und zu erkennen, daß Du und ich eins sind.

O GEIST, lehre mich, meinen Körper zu heilen, indem ich ihn mit Deiner kosmischen Energie erfülle; lehre mich, meinen Geist durch Konzentration und Frohsinn zu heilen; und lehre mich, meine Seele durch tiefe Versenkung und Intuition zu heilen. Laß Dein inneres Reich sich auch im Äußeren offenbaren.

Himmlischer Vater, lehre mich, immer an Dich zu denken – ob ich arm oder reich, krank oder gesund, unwissend oder weise bin. Ich will meine Augen, die der Unglaube verschlossen hat, öffnen und Dein augenblicklich heilendes Licht schauen.

Göttlicher Hirte, errette meine Gedanken, die wie verlorene Lämmer in der Wüste der Ruhelosigkeit umherirren, und führe sie in Deine heilige Herde des Friedens.

Geliebter Gott, laß mich wissen, daß Dein unsichtbarer, schützender Mantel mich jederzeit einhüllt – in Freud und in Leid, im Leben und im Tod.

INHALTSVERZEICHNIS

GEBETE FÜR GÖTTLICHE HEILUNG

Die Brüder und Schwestern des Ordens der Gemeinschaft der Selbst-Verwirklichung senden all ihren Schülern und auch anderen, die um geistige Hilfe bitten, täglich heilende Schwingungen, um ihnen zu helfen, sich von dem dreifachen menschlichen Leiden – körperlicher Krankheit, geistiger Disharmonie und seelischen Zweifeln – zu befreien.

Alle, die in die täglichen Heilgebete eingeschlossen werden möchten, können unmittelbar an das Mutterzentrum in Los Angeles schreiben oder telegraphieren. Durch den Segen Gottes und die geistige Hilfe der Gurus der Gemeinschaft der Selbst-Verwirklichung (Mahavatar Babaji, Lahiri Mahasaya, Sri Yukteswar und Paramahansa Yogananda) ist es bereits Tausenden möglich gewesen, ihre verschiedenen Probleme zu lösen.

SELF-REALIZATION FELLOWSHIP
3880 San Rafael Avenue
Los Angeles, Cal. 90065, USA

Telegrammadresse:
Selfreal, Los Angeles

Telephon: 213-225-2471